WICHTIGE GRUNDNAHRUNGSMIT TEL FÜR EINE GUTE ERNÄHRUNG

VERBESSERN SIE IHRE GESUNDHEIT MIT DEN NÄHRSTOFFEN, DIE IHR KÖRPER WIRKLICH BRAUCHT, PROTEINEN, KOHLENHYDRATEN, FETTEN

Jessy M. Brown

Inhaltsverzeichnis

EINFÜHRUNG

Bei einer gesunden Ernährung geht es nicht um starre Ernährungslehren, unrealistisch dünn zu sein oder sich selbst das Essen zu nehmen, das man liebt. Stattdessen geht es darum, sich großartig zu fühlen, kräftiger zu sein und so gesund wie möglich zu bleiben, was alles erreicht werden kann, indem man einige grundlegende Ernährungskonzepte erlernt und sie auf eine Weise einsetzt, die für einen funktioniert.

Gesunde Ernährung beginnt damit, zu lernen, wie man "intelligent isst", nicht nur was man isst, sondern auch wie man isst. Ihre Ernährungswahl kann Ihr Risiko für Krankheiten wie Herzerkrankungen, Krebs und Diabetes verringern und Depressionen bekämpfen.

Darüber hinaus kann das Erlernen intelligenter Essgewohnheiten Ihre Energie erhöhen, Ihr Gedächtnis erhöhen und Ihre Stimmung stabilisieren. Sie können Ihr Angebot an gesunden Lebensmitteln erweitern und lernen, vorausschauend zu planen, um eine lohnende und intelligente Ernährung zu produzieren und zu erhalten.

KAPITEL I:
KÜNSTLER SEIN

Anstatt sich zu viel Sorgen um das Zählen von Kalorien oder die Bewertung von Portionsgrößen zu machen, sollten Sie Ihre Ernährung in Bezug auf Farbe, Vielfalt und Frische betrachten; dann sollte es einfacher sein, gesunde Entscheidungen zu treffen. Konzentrieren Sie sich darauf, die Lebensmittel zu entdecken, die Sie mögen, und einfache Rezepte, die ein paar frische Zutaten enthalten. Nach und nach wird Ihre Ernährung gesünder und köstlicher.

Das Kochen mit einfachen Zutaten bringt Sie zurück zu den grundlegenden Lebensmittelzutaten, so wie Großmutter sie früher gekocht hat. Indem Sie einfache Zutaten in Ihren Mahlzeiten verwenden, können Sie die negativen Auswirkungen von verarbeiteten und chemisch belasteten Lebensmitteln auf Sie und Ihre Lieben begrenzen oder beseitigen.

Gesundes Kochen mit einfachen Zutaten erfordert eine kleine Vorplanung, um Ihre Küche zu organisieren. Wir führen heute ein geschäftiges Leben, also ist das Letzte, was wir tun wollen, mehr Zeit zu unseren geschäftigen Terminen hinzuzufügen, deshalb müssen Sie planen, Ihre Küche effizienter zu gestalten und Ihre Einkaufszeit zu reduzieren.

Eine der ersten Sachen, die Sie vollenden wünschen, ist, durch Ihre Küche zu schauen und alle Ihre Lebensmitteletiketten zu studieren, sobald Sie an Nahrungsmittel gelangen, die für Sie gesund sind, konnten Sie eine Liste bilden wünschen von, was Sie benötigen, um die Arbeit des Umgestaltens Ihrer Küche abzuschließen.

Mit einfach zu handhabenden

Grundzutaten können Sie schnell eine Vielzahl von verschiedenen Lebensmitteln herstellen, die schnell und gesund sind.

Es gibt viele Grundnahrungsmittel, die Sie in Ihrer Speisekammer aufbewahren können.

- ✓ Vollkorngetreide
- ✓ Getrocknete Bohnen
- ✓ Natürliche Süßstoffe
- ✓ Wohltuende Öle und gute Fette
- ✓ Getrocknete Gewürze

Es gibt viele Grundnahrungsmittel, die Sie in Ihrem Gefrierschrank aufbewahren können.

- ✓ Gemüse
- ✓ Früchte und Beeren
- ✓ Fleisch und Brühen
- ✓ Käse

Beginnen Sie langsam und ändern Sie Ihre Essgewohnheiten mit der Zeit.

Der Versuch, Ihre Ernährung über Nacht gesund zu machen, ist weder realistisch noch hell. Das Ändern von allem auf einmal führt in der Regel zum Betrug oder zum Verzicht auf Ihren Frischkostplan.

Machen Sie kleine Schritte, wie z.B. einmal täglich einen Salat (voll mit buntem Gemüse) zu Ihrer Ernährung hinzuzufügen oder während des Kochens von Butter auf Olivenöl umzustellen. Wenn Ihre kleinen Veränderungen zur Gewohnheit werden, können Sie Ihrer Ernährung weiterhin gesundere Entscheidungen hinzufügen.

Jede Veränderung, die Sie vornehmen, um Ihre Ernährung zu verbessern, ist wichtig. Sie müssen nicht perfekt sein und Sie müssen nicht völlig auf die Lebensmittel verzichten, die Sie genießen, um eine intelligente Ernährung zu haben. Langfristiges Ziel ist es, sich wohl zu fühlen, mehr Energie zu haben und das Risiko von Krebs und Krankheiten zu verringern. Lassen Sie sich nicht von Ihren Stolpersteinen stören - jede gesunde Nahrungswahl, die Sie treffen, ist wichtig.

Berücksichtigen Sie Wasser und Bewegung.

- **Wasser**

Wasser hilft, Abfälle und Giftstoffe aus unseren Systemen zu entfernen. Jedoch fühlen viele Menschen aufgrund von Dehydrierung viel Müdigkeit, geringe Energie und Kopfschmerzen. Es ist üblich, Durst mit Hunger zu verwechseln, so dass ein guter Feuchtigkeitsgehalt auch Ihnen hilft, intelligentere Entscheidungen zu treffen.

- **Körperliche Aktivität**

Finden Sie etwas Aktives, das Sie gerne tun, und fügen Sie es Ihrem Tag hinzu, so wie Sie gesundes Gemüse, Preiselbeeren oder Lachs hinzufügen würden. Die Vorteile lebenslanger körperlicher Aktivität sind zahlreich, und regelmäßige Bewegung kann Sie sogar motivieren, gesunde Ernährungsentscheidungen zur

Gewohnheit zu machen.

KAPITEL II:
WIE KANN MAN EIN GLEICHGEWICHT IN DER ERNÄHRUNG AUFRECHTERHALTEN?

Die Menschen denken oft, dass intelligentes Essen ein Alles-oder-Nichts-Angebot ist, aber eine der wichtigsten Grundlagen einer gesunden Ernährung ist die Mäßigung. Trotz allem, was Sie zu denken geben, brauchen wir alle ein Gleichgewicht von Kohlenhydraten, Proteinen, Fetten, Ballaststoffen, Vitaminen und Mineralien, um einen gesunden Körper zu erhalten.

Wenn Sie bestimmte Lebensmittel oder

Lebensmittelgruppen verbieten, ist es natürlich, diese Lebensmittel mehr zu wollen und sich dann wie ein Verlierer zu fühlen, wenn Sie der Versuchung nachgeben.

Wenn Sie sich von süßen, salzigen oder ungesunden Lebensmitteln angezogen fühlen, beginnen Sie damit, die Portionsgrößen zu reduzieren und sie nicht so oft zu essen. Später wirst du dich vielleicht weniger nach ihnen sehnen oder sie als gelegentliche Ablässe betrachten.

Gesunde Lebensmittel sind entscheidend für eine gesunde Ernährung und Lebensweise. Die Zeiten haben sich geändert und es gibt viele nahrhafte Lebensmittelmöglichkeiten.

- ***Erinnerst du dich an die Lebensmittelpyramide?***

Die alte USDA-Lebensmittelpyramide hat sich verändert. Wir haben es immer als die 6 Grundnahrungsmittelgruppen erkannt. Es wurde nachgerüstet und besteht nun aus 5 Basisgruppen, zu denen Vollkorn, Samen, Nüsse und Pflanzenöle gehören.

Fette, Öle und Süßigkeiten

✓ Gesunde Fettquellen sind Nüsse, Fisch und Pflanzenöle.

✓ Reduzieren Sie Margarine, Butter, Schmalz und Lebensmittel, die sie enthalten. Dadurch werden feste Fette reduziert.

✓ Verwenden Sie Natrium, Transfette und gesättigte Fette sparsam.

✓ Ungesättigte Öle wie Oliven- oder Sonnenblumenöl sollten verwendet werden.

✓ Fleisch, Geflügel, Fisch, Eier, getrocknete Bohnen und Nüsse

✓ Verwenden Sie magere Fleischstücke.

✓ Wählen Sie mehr Fisch, Bohnen, Erbsen, Nüsse und Samen.

Basierend auf einer 2000-Kalorien-Diät, würden Sie 5 1/2 Unzen pro Tag essen.

Milch, Joghurt, Käse und Milchprodukte

Wählen Sie fettarme Sortimente wie Magermilch, fettarme Buttermilch, Joghurt und fettarme Käse. Tofu und Soja sind erstklassige Optionen.

Basierend auf einer 2000-Kalorien-Diät würden Sie 3 Tassen täglich konsumieren.

Frucht

✓ Du kannst alle Arten von Früchten verwenden. Sie können gefroren, trocken und frisch sein.

✓ Früchte sind fettarm, enthalten Ballaststoffe, Mineralien und Vitamine. Sie helfen auch, den Geschmack nach Süßigkeiten zu dämpfen!

Basierend auf einer 2000-Kalorien-Diät, würden Sie 2 Tassen Obst pro Tag essen.

Gemüse

Wählen Sie mehr dunkelgrünes Blattgemüse wie Brokkoli und Spinat.

- ✓ Wählen Sie Süßkartoffeln, Karotten und anderes Gemüse.
- ✓ Erbsen und getrocknete Bohnen wie Linsen und Kidneybohnen oder Pinto-Bohnen entfernen.

Basierend auf einer 2000-Kalorien-Diät würden Sie 2,5 Tassen pro Tag konsumieren.

Getreide

- ✓ Wählen Sie Vollkorn, Brot, Cracker, Reis oder Pasta. Iss mindestens 3 Unzen täglich. Diese sind mit komplexen Kohlenhydraten und Ballaststoffen belastet.

✓ Eine Scheibe Brot ist etwa eine Unze, 1 Schüssel (etwa eine Tasse) Frühstücksflocken, 1/2 Bagel oder englischer Muffin, 1/2 Tasse Pasta oder Reis.

Basierend auf einer 2000-Kalorien-Diät, würden Sie täglich 6 Unzen essen.

Es ist wichtig, dass Sie gesunde Lebensmittel aus jeder Gruppe wählen, um die Nährstoffe zu erhalten, die Ihr Körper benötigt.

- ***Denken Sie an kleinere Teile.***

Die Portionsgrößen haben in letzter Zeit zugenommen, insbesondere in Restaurants. Wenn Sie auswärts essen, wählen Sie eine Vorspeise statt eines Hauptgerichts, teilen Sie ein Gericht mit einem Freund und bestellen Sie nichts

Großes. Zu Hause kleinere Gerichte verwenden, Portionsgrößen realistisch betrachten und mit wenig beginnen.

Visuelle Hinweise können bei der Portionsgröße helfen; Ihre Portion Fleisch, Fisch oder Huhn sollte die Größe eines Kartenspiels haben. Ein Teelöffel Öl oder Dressing hat etwa die Größe einer Streichholzschachtel und Ihre Brotscheibe sollte die Größe einer CD-Box haben.

KAPITEL III:
DER SCHLÜSSEL IST BEIM FRÜHSTÜCK.

Iss nach Möglichkeit mit anderen zusammen. Das Essen mit anderen hat unzählige soziale und emotionale Vorteile, insbesondere für Kinder, und ermöglicht es Ihnen, gesunde Essgewohnheiten zu modellieren. Das Essen vor dem Fernseher oder Computer führt oft zu sinnlosem Überessen.

Kaue langsam dein Essen und genieße jeden Bissen. Wir neigen dazu, durch unsere Mahlzeiten zu eilen und vergessen wirklich, die Aromen zu schmecken und die Texturen dessen zu spüren, was in unserem Mund ist. Verbinden Sie sich wieder mit dem Vergnügen, zu essen.

Fragen Sie sich, ob Sie wirklich hungrig sind, oder trinken Sie ein Glas Wasser, um zu sehen, ob Sie durstig statt hungrig sind. Hören Sie während einer Mahlzeit auf zu essen, bevor Sie sich satt fühlen. Es dauert tatsächlich ein paar Minuten, bis das Gehirn Ihrem Körper sagt, dass Sie eine angemessene Ernährung hatten, also essen Sie langsam.

- **_Frühstück und leichtere Mahlzeiten den ganzen Tag über._**

Ein gesundes Frühstück kann den Stoffwechsel anregen, und das Essen kleiner, gesunder Mahlzeiten den ganzen Tag über (statt der üblichen drei großen Mahlzeiten) hält Ihre Energie und Ihren Stoffwechsel auf Kurs.

Das Frühstück ist wirklich wichtig für jedes Gewichtsabnahmeprogramm. Ein passendes Frühstück ist wirklich die wichtigste Mahlzeit des Tages.

Eine ausgewogene, nahrhafte

Morgenmahlzeit hält Ihr Energieniveau auf dem Höhepunkt.

- Erhöhen Sie Ihre Bemühungen, Gewicht zu verlieren. Die Forschung zeigt, dass Menschen, die Frühstück essen, erfolgreicher sind, wenn es darum geht, Gewicht zu verlieren und diesen Gewichtsverlust aufrechtzuerhalten.

- Schärfe dein Gehirn. Passende Frühstücksesser werden wacher sein als diejenigen, die den Tag mit einer fettreichen Mahlzeit beginnen.

- Schützen Sie Ihren Kreislauf. Eine Studie ergab, dass Menschen, die mit hochwertigem Protein und hochwertigen Kohlenhydraten frühstückten, und nicht mit raffiniertem Getreide, ein geringeres Risiko für Herzerkrankungen hatten.

- Steigern Sie Ihr Immunsystem, verbrennen Sie Fett und fügen Sie Muskeln hinzu. Ein passendes Frühstück wird Ihnen helfen, den Tag mit wichtigen Nährstoffen zu beginnen, um magere

Muskeln hinzuzufügen, Fett zu verbrennen und sich von diesen intensiven Übungen zu erholen, sowie Ihr Immunsystem zu stärken und es frei von Krankheiten zu halten.

Wenn Sie zum Frühstück alles essen, was Sie sich wünschen, werden Sie nicht die oben genannten Wellness-Vorteile genießen können. Wenn Sie auf das Frühstück verzichten oder ungesunde Lebensmittel essen, können Sie viel schneller altern. Ein gutes gesundes Frühstück wird Ihre Gesundheit verbessern, Ihren Körper verbessern, Ihre Lebensqualität verbessern und Ihrem Leben Jahre hinzufügen.

- ***Gesunde Frühstücksnahrung***

Haferflocken, Leinsamen, Heidelbeeren und Mandeln. Für mich ist das ein unglaubliches Frühstück. Flockenhafer sind wahrscheinlich die gesündeste Wahl, aber wenn Sie es eilig haben, wird die sofortige Art von Hafermehl in Ordnung sein (sie hat nicht so viel Ballaststoffe, aber die zusätzlichen Zutaten gleichen sie aus).

Nachdem Sie die Haferflocken bombardiert haben, fügen Sie den gemahlenen Leinsamen, gefrorene Heidelbeeren und geschnittene Mandeln hinzu. Sie können etwas Zimt und Honig (nicht viel) hinzufügen, wenn Sie Haferflocken verwenden. Das sind 4 leistungsstarke Lebensmittel, voller Ballaststoffe, Nährstoffe, Proteine und gesunder Fette, mit nur wenigen Minuten Vorbereitung. Und sehr lecker!

Jedes ballaststoffreiche Vollkorngetreide ist eine gute Wahl. Setzen Sie fettarme Milch oder Sojamilch auf, vielleicht ein paar Beeren, wenn Sie wollen.

Rührei-Tofu. Gesünder als Rührei. Ein paar Zwiebeln, grünen Paprika oder anderes Gemüse, ein wenig leichte Sojasauce oder Tamari, vielleicht ein wenig Knoblauchpulver und schwarzen Pfeffer, mit etwas Olivenöl anbraten. Mit Vollkorntoast essen. Schnell und lecker.

Frische Beeren, Joghurt und Müsli. Holen Sie sich fettarmen Joghurt oder Soja-Joghurt, wählen Sie ein paar zusätzliche Beeren oder Früchte und fügen Sie ein gesundes Getreide hinzu.

Grapefruit mit Vollkorntoast und Mandelbutter. Etwas Zucker auf die Grapefruit geben. Mandelbutter ist besser für Sie als Erdnussbutter, denn sie enthält viele Proteine, die Sie satt machen.

Frischer Fruchtsalat. Hacke einige Äpfel, Melonen, Beeren, Orangen, Birnen, Bananen, Trauben.... oder was auch immer deine Lieblingsfrüchte sind. Etwas Zitrone oder Zitronensaft hinzufügen.

Protein-Shake. Verwenden Sie Sojaproteinpulver, aber Buttermilch funktioniert auch gut. Mit fettarmer Milch oder Sojamilch, einigen gefrorenen Heidelbeeren und vielleicht etwas

Mandelbutter oder Hafermehl mischen. Das mag seltsam klingen, aber es ist wirklich cool und eine schöne Füllung. Ein wenig gemahlener Leinsamen funktioniert auch gut.

Eier mit Paprika. Eiweiß ist gesünder als Eigelb. Etwas Olivenöl, rote und grüne Paprika, vielleicht Brokkoli, Zwiebeln und schwarzen Pfeffer unterrühren. Sie können es mit Vollkorntoast kombinieren.

Hüttenkäse und Obst. Holen Sie sich fettarmen Hüttenkäse. Füge jede Art von Obst hinzu. Äpfel, Zitrusfrüchte, Beeren, etc. Mischen und genießen!

- **Essen Sie Obst und Gemüse in allen Farben.**

Iss jeden Tag einen Regenbogen aus Obst und Gemüse, je heller, desto besser. Obst und Gemüse sind die Grundlage für eine gesunde Ernährung: Sie sind kalorienarm und nährstoffreich, d.h. sie sind mit Vitaminen, Mineralien, Antioxidantien und Ballaststoffen gefüllt.

Obst und Gemüse sollte Teil jeder Mahlzeit sein und Ihre erste Wahl für einen Snack - streben Sie eine Untergrenze von 5 Portionen pro Tag an. Die Antioxidantien und zusätzlichen Nährstoffe in Obst und Gemüse schützen vor bestimmten Krebsarten und anderen Krankheiten.

Hellere, tiefere farbige Früchte und Gemüse haben höhere Konzentrationen an Vitaminen, Mineralien und Antioxidantien, und sortierte Farben bieten eine Vielzahl von Vorteilen. Einige ausgezeichnete Optionen sind:

- *Grünes Gemüse:*

Gemüse ist mit Kalzium, Magnesium, Eisen, Kalium, Zink, Vitamin A, C, E und K gefüllt und stärkt das Blut- und Atemsystem. Seien Sie abenteuerlustig mit Ihrem Gemüse und diversifizieren Sie über glänzenden, dunkelgrünen Salat hinaus; Grünkohl, Senfgrün, Brokkoli, Chinakohl sind nur ein paar Möglichkeiten.

- ***Süßes Gemüse:***

Natürlich bringt süßes Gemüse gesunde Süße in Ihre Mahlzeiten und reduziert Ihr Verlangen nach zusätzlichen Süßigkeiten. Beispiele für Süßgemüse sind Mais, Karotten, Rüben, Süßkartoffeln, Winterkürbis und Zwiebeln.

- ***Früchte:***

Ein breites Sortiment an Früchten ist ebenso wichtig für eine gesunde Ernährung. Die Frucht liefert Ballaststoffe, Vitamine und Antioxidantien. Beeren bekämpfen Krebs, Äpfel liefern Ballaststoffe, Orangen und Mangos liefern Vitamin C, und so weiter.

Vergessen Sie nicht, nach Möglichkeit frische und lokale Produkte zu kaufen.

KAPITEL IV:
KOHLENHYDRATE UND
VOLLKORNGETREIDE

Wählen Sie gesunde Kohlenhydrate und Ballaststoffquellen, insbesondere Vollkorn, für eine lang anhaltende Energie. Vollkorngetreide sind nicht nur lecker und genussvoll, sondern auch reich an Fotochemikalien und Antioxidantien, die vor koronaren Herzkrankheiten, insbesondere Krebs und Diabetes, schützen. Studien haben gezeigt, dass Menschen, die mehr Vollkorn essen, dazu neigen, ein gesünderes Herz zu haben.

Zu den *gesunden Kohlenhydraten* (manchmal auch als gute Kohlenhydrate bezeichnet) gehören Vollkorn, Bohnen, Obst und Gemüse. Gesunde

Kohlenhydrate werden langsam verdaut, so dass Sie sich länger voll fühlen und der Blutzucker- und Insulinspiegel stabil bleibt.

Ungesunde (oder schlechte) *Kohlenhydrate* sind Lebensmittel wie Weißmehl, raffinierter Zucker und weißer Reis, die von allen Kleie-, Faser- und Nährstoffen befreit wurden. Ungesunde Kohlenhydrate werden schnell verdaut und verursachen Spitzenwerte im Blutzucker- und Energieniveau.

- ### Wie kann man mehr gesunde Kohlenhydrate zu sich nehmen?

Nehmen Sie eine Auswahl an Vollkorn in Ihre gesunde Ernährung auf, darunter Vollkorn Weizen, Vollkornreis, Hirse, Quinoa und Gerste. Probieren Sie verschiedene Körner aus, um Ihre Favoriten zu entdecken.

Stellen Sie sicher, dass Sie wirklich Vollkorn bekommen. Beachten Sie, dass die Wörter gemahlener Stein, Mehrkorn, 100% Weizen oder Kleie irreführend sein können. Achten Sie auf die Wörter "Vollkorn" oder "100% Vollkorn" ganz oben in der Zutatenliste. Überprüfen Sie in den Vereinigten Staaten auf Vollkornsiegel, die zwischen teilweisen Vollkörnern und 100% Vollkörnern unterscheiden.

Bleib weg von mir: Raffinierte Lebensmittel wie Brot, Nudeln und Frühstückscerealien, die keine Vollkorngewächse sind.

❖ *Vollkorn Italienischer Brot Salat Rezeptur*

Dieses italienische Bauerngericht ist nichts anderes als hartes Brot, Tomaten und Olivenöl, aber ich füge gerne etwas Knuspriges und Grünes hinzu. Es ist auch ein gutes Vehikel für gegrilltes Gemüse wie Auberginen, Pilze oder Zucchini, oder für hart gekochte Eier oder Sardellen. Wenn die Tomaten nicht in der Saison sind, probieren Sie die Trockenfrüchte-Version unten.

- ✓ 8 Unzen Vollkornbrot (4 dicke Scheiben)
- ✓ 4 Stiele Sellerie oder 1 kleine Fenchelknolle, dünn geschnitten
- ✓ 1/4 Tasse Olivenöl
- ✓ 2 Esslöffel Balsamico-Essig
- ✓ 1 1/2 Pfund reife Tomaten, gesät und gehackt
- ✓ 1/2 rote Zwiebel, dünn geschnitten
- ✓ Salz und schwarzer Pfeffer
- ✓ 1/2 Tasse gehacktes frisches Basilikum

Vorbereitung

Ofen auf 400 F erhitzen. Das Brot auf ein Back- und Bratblech legen und ein- bis zweimal wenden, bis es goldbraun ist und trocknen, je nach Dicke der Scheiben ca. 10-20 Minuten. Aus dem Ofen nehmen und abkühlen lassen.

Sellerie, Öl, Essig, Tomaten und

Zwiebeln in eine große Salatschüssel geben. Mit Salz und viel Pfeffer bestreuen und umrühren.

Füllen Sie eine große Schüssel mit Leitungswasser und tränken Sie das Brot für ca. 3 Minuten. Die Scheiben vorsichtig ausdrücken, bis sie trocken sind, dann in die Salatschüssel geben. Gut mischen und 15 bis 20 Minuten (oder bis zu einer Stunde) ziehen lassen. Kurz vor dem Servieren abschmecken, ggf. die Würze anpassen und mit Basilikum mischen.

❖ *Vollkornbrotsalat mit Trockenfrüchten*

Tomaten und Basilikum entfernen und die Zwiebel durch 2 mittelgroße Schalotten ersetzen.

In Schritt 2 Sellerie oder Fenchel mischen und mit 1 Tasse gehackter Trockenfrüchte (Feigen, Datteln, Aprikosen, Kirschen, Preiselbeeren oder Rosinen sind alle gut) und 1 Esslöffel gehacktem frischem Salbei kleiden.

Mit gerösteten Haselnüssen oder Mandeln garnieren.

KAPITEL V:
UNTERSCHIED
ZWISCHEN GUTEN UND
SCHLECHTEN FETTEN

Große Mengen an gesunden Fetten werden benötigt, um Gehirn, Herz und Zellen sowie Haare, Haut und Nägel zu versorgen. Reichlich vorhandene Lebensmittel, insbesondere Omega-3-Fette namens EPA und DHA, sind besonders wichtig und können Herz-Kreislauf-Erkrankungen reduzieren, die Stimmung verbessern und Demenz vorbeugen.

Seit Jahren predigen Ernährungswissenschaftler und Ärzte die Vorteile einer fettarmen Ernährung. Uns wurde gesagt, dass die Reduzierung der Fettmenge, die wir essen, der Schlüssel zum Abnehmen ist, die Kontrolle des Cholesterins und die Vorbeugung von Gesundheitsproblemen. Aber wenn es um Ihre geistige und körperliche Gesundheit geht, reicht es nicht aus, nur "das Fett zu reduzieren".

Die Forschung zeigt, dass mehr als die Gesamtmenge an Fett in Ihrer Ernährung, es sind die Arten von Fett, die Sie essen, die wirklich wichtig sind. Schlechte Fette erhöhen Ihren Cholesterinspiegel und Ihr Risiko für bestimmte Krankheiten, während vorteilhafte Fette den gegenteiligen Effekt haben, Ihr Herz schützen und Ihre allgemeine Gesundheit schützen. Tatsächlich sind große Fette - wie Omega-3-Fette - nicht nur für die körperliche Gesundheit, sondern auch für das emotionale Wohlbefinden unerlässlich.

- ***Ergänzen Sie Ihre Ernährung mit gesunden Fetten.***

- Einfach ungesättigte Fette: Dies sind pflanzliche Öle wie Rapsöl, Erdnussöl und Olivenöl sowie Avocados, Walnüsse, Mandeln, Haselnüsse usw. und Samen wie Kürbiskerne, Sesam, Chia usw.

- Mehrfach ungesättigte Fette: Dies sind die Omega-3- und Omega-6-Fettsäuren, die in fetthaltigen Fischen wie Lachs, Hering, Makrele, Sardellen, Sardinen und einigen Kaltwasser-Fischölpräparaten vorkommen. Weitere Quellen für mehrfach ungesättigte Fette sind unbeheizte Sonnenblumen-, Mais-, Soja-, Leinsamen- und Nussöle.

- **Reduzieren oder eliminieren Sie schlechte Fette aus Ihrer Ernährung.**

- Gesättigte Fette: Sie sind hauptsächlich in tierischen Quellen zu finden, einschließlich rotem Fleisch und Vollmilchprodukten.

- Transfette: Sie finden sich in pflanzlichen Verkürzern, einigen

Margarinen, Crackern und Süßigkeiten, Snacks, frittierten Lebensmitteln, Backwaren und weiteren verarbeiteten Lebensmitteln, die mit teilweise hydrierten Pflanzenölen hergestellt werden.

Wenn Sie sich auf gesunde Fette konzentrieren, ist ein guter Ausgangspunkt, die Aufnahme von gesättigten Fetten zu reduzieren. Gesättigte Fette kommen hauptsächlich in tierischen Produkten wie rotem Fleisch und Vollmilchprodukten vor.

Auch Geflügel und Fisch enthalten gesättigte Fettsäuren, aber weniger als rotes Fleisch. Weitere Quellen für gesättigte Fettsäuren sind tropische Pflanzenöle wie Kokosöl und Palmöl.

- ***Einfache Möglichkeiten zur Reduzierung von gesättigten Fettsäuren***
  ✓ Essen Sie weniger rotes Fleisch (Rind, Schwein oder

Lamm) und mehr Fisch und Huhn.

✓ Versuchen Sie, magere Fleischstücke zu essen und kleben Sie an weißem Fleisch, das weniger gesättigte Fettsäuren enthält.

✓ Backen oder braten statt braten.

✓ Entfernen Sie die Haut vom Huhn und entfernen Sie vor dem Kochen so viel Fett wie möglich vom Fleisch.

✓ Halte dich von Fleisch, Gemüse, Empanadas und frittierten Lebensmitteln fern.

✓ Wählen Sie nach Möglichkeit fettarme Milch und fettarme Käse wie Mozzarella. Genießen Sie fettreiche Milchprodukte in Maßen.

✓ Verwenden Sie anstelle von Schmalz oder Butter flüssige Pflanzenöle wie Olivenöl oder Rapsöl.

Ein Transfett ist ein normales Fettmolekül, das während eines Verfahrens namens Hydrierung gebogen und verformt wurde. Bei diesem Verfahren wird das flüssige Pflanzenöl erhitzt und mit Wasserstoffgas vermischt.

Teilweise hydrierte Pflanzenöle machen sie stabiler und weniger anfällig für Verderb, was für Lebensmittelhersteller sehr gut ist, aber sehr schlecht für Sie.

Keine Menge Transfett ist gut für dich. Transfette summieren sich zu großen Gesundheitsproblemen, von Herzerkrankungen bis hin zu Krebs.

- ***Quellen von Transfetten***

Viele Menschen denken an Margarine, wenn sie sich Transfette vorstellen, und es ist wahr, dass einige Margarinen voll von ihnen sind. Die Hauptquelle für Transfette in der westlichen Ernährung sind jedoch kommerziell hergestellte Backwaren und Snacks:

- Backwaren - Kekse, Cracker, Kuchen, Muffins, Kuchenspelzen, Pizzateig und einige Brote wie Brötchen für Hamburger.

- Gebratene Lebensmittel - Donuts, Chips, gebratenes Huhn, Hühner-Nuggets und harte Tacos-Schalen.

- Vorspeisen - Pommes frites, Mais und Tortillas; Süßigkeiten; Popcorn verpackt oder in der Mikrowelle.

- Feste Fette - Haftmargarine und halbfeste Gemüseverkürzung

- Vorgemischte Produkte - Kuchenmischung, Pfannkuchenmischung und Schokoladengetränkemischung

Lesen Sie beim Einkauf die Etiketten und achten Sie auf "teilweise hydriertes Öl" auf den Komponenten. Selbst wenn das Lebensmittel behauptet, frei von Transfetten zu sein, macht diese Komponente es verdächtig.

Bei Margarine wählen Sie die Soft Tub-Versionen und achten Sie darauf, dass das

Produkt keine Gramm Transfett und keine teilweise hydrierten Öle enthält.

Wenn Sie auswärts essen, setzen Sie frittierte Lebensmittel, Kekse und andere Backwaren auf Ihre "Skip"-Liste. Halten Sie sich von diesen Produkten fern, es sei denn, Sie wissen, dass das Restaurant Transfette aus Ihrem Essen entfernt hat.

Halte dich von Fast Food fern. Die meisten Staaten haben keine Fast-Food-Kennzeichnungsverordnungen und können sie sogar als cholesterinfrei bewerben, wenn sie in Pflanzenöl gekocht werden.

Wenn du zum Abendessen gehst, frag deinen Diener oder deine Person an der Bar, in welcher Art von Öl deine Nahrung gekocht wird. Wenn es sich um teilweise hydriertes Öl handelt, laufen Sie in die entgegengesetzte Richtung oder fragen Sie, ob Ihre Speisen mit Olivenöl zubereitet werden können, das die meisten Restaurants auf Lager haben.

Okay, dann erkennst du, dass du

gesättigte Fette und Transfette vermeiden musst.... aber wie bekommst du das Beste für deine einfach und mehrfach ungesättigten Fette, über die jeder ständig diskutiert?

Die vorteilhaftesten Quellen für gesunde einfach und mehrfach ungesättigte Fette sind Pflanzenöle, Nüsse, Samen und Fisch.

- *Mit Olivenöl kochen.* Verwenden Sie Olivenöl zum Kochen auf dem Herd, anstelle von Butter, Margarine oder Schmalz. Zum Backen Raps oder Pflanzenöl verwenden.

- *Iss mehr Avocados.* Probieren Sie sie auf Sandwiches oder Salaten oder machen Sie Guacamole. Abgesehen davon, dass sie mit gesunden Fetten für Herz und Gehirn beladen sind, sind sie eine Mahlzeit, die füllt und Spaß macht.

- *Schnapp dir die Muttern.* Sie können auch Nüsse zu vegetarischen Gerichten hinzufügen oder sie anstelle von Brotkrumen in Huhn oder Fisch verwenden.

- Aperitif mit Oliven. Oliven sind reich an einfach ungesättigten Fettsäuren. Aber im Gegensatz zu den meisten anderen fettreichen Lebensmitteln sind sie ein kalorienarmer Snack, wenn sie allein gegessen werden. Probieren Sie sie einfach aus oder machen Sie eine Tapenade, um nass zu werden.

- Zieh deinen eigenen Salat an. Gewerbliche Verbände sind oft reich an gesättigten Fetten oder mit Transfettölen hergestellt. Produzieren Sie Ihre eigenen gesunden Dressings mit kaltgepresstem Olivenöl, Leinsamenöl oder hochwertigem Sesamöl.

Gutes Fett kann schlecht werden, wenn es durch Hitze, Licht oder Sauerstoff beschädigt wird. Mehrfach ungesättigte Fette sind die empfindlichsten. Öle, die reich an mehrfach ungesättigten Fettsäuren (z.B. Leinöl) sind, sollten gekühlt und in einem undurchsichtigen

Behälter gelagert werden, da beim Kochen mit diesen Ölen auch Fette geschädigt werden.

- ***Omega-3-Fettsäuren: Superfette für Gehirn und Herz***

Omega-3-Fettsäuren sind eine Art mehrfach ungesättigtes Fett. Während alle Arten von einfach und mehrfach ungesättigten Fetten für Sie ausgezeichnet sind, erweisen sich Omega-3-Fette als besonders vorteilhaft.

Wir lernen noch immer die vielen Vorteile der Omega-3-Fettsäuren kennen, aber die Forschung hat gezeigt, dass sie es können:

✓ Vorbeugung und Reduzierung der Symptome von Depressionen
✓ Schutz vor Gedächtnisverlust und Demenz
✓ Reduzieren Sie das Risiko von Herzerkrankungen, Schlaganfall und Krebs.

✓ Lindert Arthritis, Gelenkschmerzen und entzündliche Hauterkrankungen.

✓ Aufrechterhaltung einer gesunden Schwangerschaft

Omega-3-Fettsäuren sind sehr zentriert im Gehirn. Die Forschung zeigt, dass sie eine wichtige Rolle bei der kognitiven Funktion (Gedächtnis, Problemlösungsfähigkeit, etc.) und auch bei der emotionalen Gesundheit spielen.

Wenn Sie mehr Omega-3-Fettsäuren in Ihre Ernährung aufnehmen, können Sie Müdigkeit bekämpfen, Ihr Gedächtnis schärfen und Ihre Stimmung ausgleichen. Studien haben gezeigt, dass Omega-3-Fettsäuren bei der Behandlung von Depressionen, Aufmerksamkeitsdefiziten/Hyperaktivitätss törungen (ADHS) und manischen Depressionen hilfreich sein können.

Es gibt viele verschiedene Arten von

Omega-3-Fettsäuren wie z.B. Fisch: Die vorteilhafteste Nahrungsquelle für Omega-3-Fettsäuren.

Omega-3-Fette sind eine Art essentielle Fettsäure, was bedeutet, dass sie für die Gesundheit unerlässlich sind, aber der Körper sie nicht produzieren kann. Sie können Omega-3-Fettsäuren nur aus der Nahrung beziehen.

Die vorteilhaftesten Quellen sind fette Fische wie Lachs, Hering, Makrele, Sardellen oder Sardinen oder Ergänzungen von hochwertigem Kaltwasser-Fischöl. Thunfischkonserven und Seeforellen können ebenfalls gute Quellen sein, je nachdem, wie die Fische aufgezogen und verarbeitet wurden.

Einige wenige Individuen vermeiden Muscheln, weil sie über Quecksilber oder andere mögliche Toxine in Fischen besorgt sind. Die meisten Experten sind sich jedoch einig, dass die Vorteile des Verzehrs von zwei Portionen dieser

Kaltwasserfettfische pro Woche sehr vorteilhaft sind.

Wenn Sie Vegetarier sind oder keine Fische mögen, können Sie Ihre Omega-3-Dosis immer noch erhalten, indem Sie Algen (die einen hohen DHA-Gehalt haben) oder eine Ergänzung mit Algen und Chiaöl-Kapseln essen.

KAPITEL VI:
DIE QUALITÄT DER PROTEINE

Proteine geben uns die Energie, um aufzustehen und weiterzumachen. Nahrungsproteine werden in die zwanzig Aminosäuren getrennt, die die Grundeinheiten des Körpers für Wachstum und Energie sind und für die Erhaltung von Zellen, Geweben und Organen entscheidend sind.

Ein Proteinmangel in unserer Ernährung kann das Wachstum verlangsamen, die Muskelmasse verringern, die Immunität verringern und das Herz und die Atmungsorgane schwächen.

Protein ist besonders wichtig für junge Menschen, deren Körper täglich wachsen und sich bewegen.

Kalzium ist einer der wichtigsten Nährstoffe, die Ihr Körper braucht, um stark und gesund zu bleiben. Es ist ein wesentlicher Bestandteil der lebenslangen Knochengesundheit bei Männern und Frauen, neben vielen anderen wichtigen Funktionen.

Hier sind einige Richtlinien für die Aufnahme von Protein in Ihre intelligente Ernährung:

Probieren Sie eine Vielzahl von Proteinarten aus. Ob Sie Vegetarier sind oder nicht, das Ausprobieren verschiedener Proteinquellen - wie Bohnen, Nüsse, Samen, Erbsen, Tofu und Sojaprodukte - wird neue Möglichkeiten eröffnen, gesunde Mahlzeiten zu genießen.

  ✓ Sojaprodukte: Probieren Sie zur Abwechslung mal Tofu, Sojamilch, Tempeh und Gemüse-Burger.

✓ Halten Sie sich von gesalzenen oder zuckerhaltigen Nüssen und gekühlte Bohnen fern.

✓ Bohnen: Schwarze Bohnen, weiße Bohnen, Kichererbsen und Linsen sind eine gute Wahl.

✓ Nüsse: Mandeln, Walnüsse und Pistazien sind eine gute Wahl.

Reduzieren Sie die Größe Ihrer Proteinportionen. Die meisten Individuen in den Vereinigten Staaten essen zu viel Protein. Versuchen Sie, sich vom Protein fernzuhalten, das das Zentrum Ihrer Nahrung ist. Es sollte sich auf gleiche Anteile an Eiweiß, Vollkorn und Gemüse konzentrieren.

Sie sollten auch hochwertige Proteinquellen wie frischen Fisch, Huhn oder Pute, Tofu, Eier, Bohnen oder Nüsse essen. Wenn Sie Fleisch, Huhn oder Pute essen, kaufen Sie Fleisch, das keine Hormone oder Antibiotika enthält.

Das Endergebnis ist, dass es entscheidend ist, darauf zu achten, was mit Protein in Ihrer Nahrungsauswahl kommt. Pflanzliche Proteinquellen wie Bohnen, Nüsse und Vollkorn sind eine ausgezeichnete Wahl, da sie gesunde Ballaststoffe, Vitamine und Mineralien liefern. Nüsse sind auch eine ausgezeichnete Quelle für gesunde Fette.

Die besten tierischen Proteine sind Fisch und Geflügel. Wenn Sie rotes Fleisch wie Rind-, Schweine- oder Lammfleisch mögen, holen Sie sich die magersten Schnitte, wählen Sie mäßige Portionen und machen Sie sie aus mehreren Gründen nur zu einem gelegentlichen Bestandteil Ihrer Ernährung.

Es gibt stichhaltige Belege dafür, dass der Ersatz von Fisch, Geflügel, Bohnen oder Nüssen durch rotes Fleisch dazu beitragen kann, Herzerkrankungen zu verhindern, und dass die Reduzierung von rotem Fleisch das Risiko von Diabetes verringern kann.

Vor allem Fleischwaren sind, zumindest teilweise wegen ihres hohen Natriumgehalts, enger mit Herz-Kreislauf-Erkrankungen und Diabetes verbunden.

Sie und Ihre Knochen werden davon profitieren, wenn Sie viele kalziumreiche Lebensmittel essen. Es ist ratsam, eine tägliche Dosis Magnesium und die Vitamine D und K (Nährstoffe, die dem Kalzium helfen, seine Funktion zu erfüllen) zu konsumieren.

Der empfohlene Kalziumspiegel beträgt 1000 mg pro Tag, 1200 mg, wenn Sie über fünfzig Jahre alt sind. Nehmen Sie eine Ergänzung aus Vitamin D und Kalzium, wenn Sie nicht die richtigen Nährstoffe in Ihrer Ernährung haben.

- ***Dies sind die großen Kalziumquellen:***
  -
  ✓ Milchprodukte: Milchprodukte sind reich an Kalzium in einer Form, die leicht verdaulich ist und vom

Körper aufgenommen wird. Quellen sind Milch, Joghurt und Käse.

✓ *Gemüse:* Viele Gemüse, insbesondere Blattgemüse, sind reich an Kalzium. Probieren Sie Rübengrün, Senfgrün, Kohlblätter, Grünkohl, Römersalat, Sellerie, Brokkoli, Fenchel, Sommerkürbis, grüne Bohnen, Rosenkohl, Spargel und Kriminipilze.

✓ *Bohnen:* Für eine andere Kalziumquelle probieren Sie schwarze Bohnen, Pinto-Bohnen, rote Bohnen, weiße Bohnen, Bohnen mit schwarzen Augen oder gebackene Bohnen.

SCHLUSSFOLGERUNG

Gesunde Ernährung beginnt mit einer exzellenten Planung. Mit einer gut ausgestatteten Küche, vielen schnellen und einfachen Rezepten und vielen gesunden Snacks haben Sie den halben Kampf um eine gesunde Ernährung gewonnen.

- ***Holen Sie sich Ihre Mahlzeiten pro Woche oder sogar pro Monat.***

Eine der besten Möglichkeiten, sich gesund zu ernähren, ist die Zubereitung eigener Speisen und die regelmäßige Ernährung. Wählen Sie einige gesunde Rezepte, die Ihnen und Ihren Lieben gefallen, und legen Sie einen Zeitplan für die Mahlzeiten um sich herum fest.

Wenn Sie billig essen, ist es immer noch

entscheidend, die Qualität und Reinheit der Lebensmittel zu berücksichtigen, die Sie kaufen. Die Art und Weise, wie Lebensmittel angebaut oder gezüchtet werden, beeinflusst seine Qualität und auch seine Gesundheit. Biologisch angebaute Lebensmittel reduzieren potenzielle Gesundheits- und Umweltgefahren durch Pestizide, Bestrahlung und Zusatzstoffe. Eine Investition in Ihre Lebensmittel heute könnte Ihnen später Geld bei Ihren Gesundheitsrechnungen sparen.

Hier sind ein paar Möglichkeiten, um Ihr Geld zu sparen, wenn Sie hochwertige Bio-Lebensmittel kaufen:

Kaufen Sie die bestmögliche Qualität für die Lebensmittel, die Sie am meisten essen. Auf diese Weise reduzieren Sie Ihre Exposition gegenüber Dingen wie Pestiziden, Herbiziden und Antibiotika und erhöhen gleichzeitig den Nährwert Ihrer Lebensmittel. Biologische Lebensmittel haben einen höheren Gehalt an

Antioxidantien und mehrere Vitamine und Mineralien wie Vitamin C, Kalzium, Magnesium und Eisen.

Nutzen Sie die Einsparungen beim Nahrungsmitteleinkommen, um qualitativ hochwertigere Lebensmittel zu kaufen. Konzentrieren Sie sich, wenn möglich, auf den Einkauf von Bio-, Gras- oder frei zugänglichem Fleisch und Milchprodukten aufgrund der wahrscheinlich höheren Konzentration an Antibiotika und Hormonen, die auf Sie übertragen werden können.

Lehre dich selbst. Wenn Sie verstehen, welches Produkt die meisten chemischen Rückstände aufweist (und welches die geringsten), können Sie sich für Bio-Lebensmittel oder Lebensmittel von lokalen Bauern entscheiden, die keine Chemikalien verwenden, und andere, die konventionell angebaut werden.

Versuchen Sie, am Wochenende oder an einem Tag in der Woche zu kochen und machen Sie zusätzliche Lebensmittel zum Einfrieren oder für eine besondere Nacht zu reservieren. Das Kochen im Voraus spart Zeit und Geld, und es ist lohnend zu wissen, dass Sie ein hausgemachtes Essen haben, das darauf wartet, konsumiert zu werden.

Fordern Sie sich selbst heraus, 2 oder 3 Abendessen zuzubereiten, die zubereitet werden können, ohne in den Laden gehen zu müssen, indem Sie Dinge aus Ihrer Speisekammer, Ihrem Gefrierschrank und Ihrem Gewürzregal verwenden. Ein köstliches Vollkornnudelgericht mit einer schnellen Tomatensauce oder ein schnelles und einfaches Quesadilla aus schwarzen Bohnen auf einer Vollkorntortilla (neben unzähligen anderen Rezepten) kann als Ihre Lieblingsspeise dienen, wenn Sie einfach zu beschäftigt sind, um einzukaufen oder zu kochen.

Gesunde Ernährung muss nicht teuer sein. In der Tat, die Zubereitung Ihrer eigenen Mahlzeiten kann eine gute

Möglichkeit sein, Ihrer Familie zu helfen, Geld zu sparen. Sei originell und habe Spaß dabei!

- ***Einige Tipps zum Sparen durch die Zubereitung gesunder Lebensmittel:***

Ersetzen Sie pflanzliches Eiweiß durch Fleischeiweiß in einigen Ihrer Mahlzeiten, besonders wenn Sie dazu neigen, bei den meisten Mahlzeiten Fleisch zu essen. Hülsenfrüchte, insbesondere wenn sie in trockener Form gekauft werden, kosten viel weniger als Fleisch.

Entdecken Sie einen großen Landwirtschaftsmarkt, auf dem einheimisches Gemüse verkauft wird. Häufig finden Sie erstaunliche Angebote für wirklich frische Produkte. Darüber hinaus, wenn Sie gegen Ende des Marktes gehen, verkaufen Verkäufer oft das, was übrig bleibt, zu noch niedrigeren Preisen.

Kaufen Sie Großhandel. Finden Sie einen Lebensmittelladen, der Getreide,

Hülsenfrüchte, Nüsse, Samen und andere Massenartikel verkauft. Lagern Sie Lebensmittel in Gläsern, um sie frisch zu halten.

Stellen Sie Ihre eigene Version von Artikeln wie Salatdressing oder Smoothies her. Sie werden viel gesünder sein, wenn du deine eigene machst, und sie sind wirklich einfach.

- ***Einfaches Salatdressing:*** Olivenöl, Essig, Senf, Kräuter und etwas Salz und Pfeffer.

- ***Beat:*** ½ Banane, 6 Erdbeeren, eine Handvoll Heidelbeeren, Flüssigkeit Ihrer Wahl (z.B. etwas Natursaft oder fettarme Milch) und verrühren.

- ***Packen Sie ein Mittagessen:*** Bringen Sie Reste mit oder kaufen Sie Zutaten, um Ihr eigenes Mittagessen zu machen. Du wirst tonnenweise Geld sparen und für dich selbst gesünder sein.

- ***Eine intelligente Ernährung kann***

auch Snacks beinhalten: Snacks können helfen, unseren Blutzuckerspiegel selbst dann noch besser zu halten, wenn sie uns konstante Energie liefern, anstatt die häufigeren Höhen und Tiefen des Energieniveaus.

- **Intelligente Snack-Ideen**

Früchte und Nüsse - Diese fantastische Kombination gibt uns Ballaststoffe und Proteine für einen nahrhaften Snack. Iss ein Stück frisches Obst und eine Handvoll Nüsse. Eine ausgezeichnete Kombination ist die Frucht mit Walnussbutteraufstrich.

Joghurt Parfait - Fettarmer Naturjoghurt mit gemischten frischen Früchten. Mit Naturjoghurt entscheiden Sie, wie viel Süßstoff Sie hinzufügen möchten. Versuchen Sie ebenfalls, einen Hauch von Vanille oder Zimt für verschiedene Geschmacksrichtungen hinzuzufügen. Für einen zufriedenstellenden Snack fügen Sie eine

Prise Getreide oder Müsli hinzu.

Popcorn - Machen Sie Ihr eigenes leichtes Popcorn für einen exzellenten und leckeren Snack. Du kannst sogar mit Gewürzen abenteuerlustig sein. Versuchen Sie, Curry, Zwiebelpulver oder etwas anderes hinzuzufügen, das Sie mögen.

Hummus und Gemüse - Die Kichererbsen im Hummus liefern viel Ballaststoffe und Proteine; sie haben keinen Cholesterinspiegel und sind ein sehr zufriedenstellender und leckerer Snack.

Was ist, wenn ich einfach keine Zeit zum Kochen habe? das ist ein Standardspruch von Menschen, die nicht erkennen, wie einfach und schnell es sein kann, ihre eigenen Mahlzeiten zuzubereiten und gesünder zu essen.

Beginnen Sie, indem Sie jede Woche eine weitere Mahlzeit zu Hause hinzufügen. Gesundes Kochen und Essen ist wie jede andere Fähigkeit. Es braucht ein wenig Übung, um zu perfektionieren. Also keine Sorge, wenn du zuerst frustriert bist. Es ist in Ordnung, den Reis zu verbrennen oder das Gemüse zu überkochen.

Nach ein paar Versuchen wird es einfacher und schneller. Beginnen Sie mit einfachen Gerichten. Gesundes Kochen und Essen muss nicht beunruhigend sein.

Jetzt ja, ich wünsche dir das Beste für deine Ergebnisse, und denk daran, alles ist praktisch; Theorie ohne Handeln nützt dir nichts.

Eine große Umarmung, deine Freundin, Jessy!

Übrigens, wenn Sie Ihre Ergebnisse nach und nach erreichen, empfehle ich Ihnen sehr, wenn Sie mehr über Methoden zum Abnehmen erfahren wollen, mein Buch "Lernen Sie, Ihren Stoffwechsel zu maximieren", ist ein Buch, das Ihnen sicher viel auf Ihrem Weg zu "guter Gesundheit" helfen wird.

In der Amazon-Suchmaschine finden Sie es ohne weiteres nach seinem Titel oder indem Sie nach meinem Namen suchen: "Jessy M. Brown"..... Ich wünsche Ihnen noch einmal viel Erfolg bei Ihren Ergebnissen!